Priyanka Khadatkar
Babita Niranjan

Diamina fluoreto de prata

Priyanka Khadatkar
Babita Niranjan

Diamina fluoreto de prata

Imprint

Any brand names and product names mentioned in this book are subject to trademark, brand or patent protection and are trademarks or registered trademarks of their respective holders. The use of brand names, product names, common names, trade names, product descriptions etc. even without a particular marking in this work is in no way to be construed to mean that such names may be regarded as unrestricted in respect of trademark and brand protection legislation and could thus be used by anyone.

Cover image: www.ingimage.com

This book is a translation from the original published under ISBN 978-620-7-99653-7.

Publisher:
Sciencia Scripts
is a trademark of
Dodo Books Indian Ocean Ltd. and OmniScriptum S.R.L publishing group

120 High Road, East Finchley, London, N2 9ED, United Kingdom
Str. Armeneasca 28/1, office 1, Chisinau MD-2012, Republic of Moldova, Europe

ISBN: 978-620-7-97922-6

RECONHECIMENTO

Desde já, inclino a minha cabeça para Deus Todo-Poderoso, que me abençoou com as suas dignas bênçãos, me agraciou com a sua bondosa graça, me deu a força, a coragem e a saúde necessárias para chegar a esta fase e me possibilitou a publicação deste manuscrito.

*Devo os meus sinceros agradecimentos a **Shri J.N Chouksey**, Presidente do grupo LNCT, **Smt, Poonam Chouksey**, Vice-Presidente do grupo LNCT, **Dr. Anupam Chouksey**, Secretário do grupo LNCT, **Shri Dharmendra Gupta**, Diretor Executivo do grupo LNCT, **Dr. Indra Gupta**, Reitor, que sempre me apoiaram e forneceram todos os recursos necessários para realizar este estudo e concluir esta dissertação, e ao **Dr. Prashant Prakash Jaju** OSD pelo seu apoio e orientação*

*Não tenho palavras para exprimir a minha dívida para com a estimada e erudita Guia e Leitora, Dra. **Babita Niranjan**, do Departamento de Pediatria e Medicina Dentária Preventiva, cuja brilhante visão e abordagem prática experiente têm sido a força orientadora com um escrutínio minucioso desde o início até ao culminar desta dissertação bibliográfica.*

*Agradeço sinceramente à **Dra. Arpana Bansal**, Professora e Directora do Departamento de Pediatria e Medicina Dentária Preventiva, pela sua orientação contínua e zelo missionário. Desejo também estender os meus sinceros agradecimentos ao **Dr. Kartik Chaudhary**, Leitor, ao Dr. **Prachi Sijeria**, Leitor, e ao **Dr. Kunal Agrawal**, Professor Catedrático, pela paciência e orientação inesgotável que me deram ao longo desta dissertação.*

*Agradeço aos membros da minha família, **Dinesh Khadatkar (pai), Dipti Khadatkar (mãe) e Abhishek Khadatkar (irmão)**, pelas suas bênçãos e sacrifícios, pois sempre me apoiaram como pilares de força na minha vida. Tenho uma dívida especial de gratidão para com os meus colegas séniores, **Dr.***

Chaoba Thokchom Devi, Dr. Aiman Haider, Dr. Bansi Vekariya, Dr. Ch Linthoi, Dr. Divya Sharma e Dr. Pragya Kumari, pelo apoio e ajuda que me deram para facilitar esta tarefa.

Por último, mas não menos importante, exprimo a minha gratidão a todos os que, direta ou indiretamente, prestaram a sua estimada colaboração, que me ajudou a concluir esta dissertação sobre a biblioteca.

Dr. Priyanka khadatkar

LISTA DE CONTEÚDOS

LISTA DE ABREVIATURAS

S.no	Abbreviations	Full Form
1.	SDF	Silver Diamine Fluoride
2.	AgF	Silver Fluoride
3.	SnF$_2$	Stannous Fluoride
4.	IPC	Indirect Pulp Capping
5.	SMART	Silver Modified Atraumatic Restorative Technique
6.	SEM	Scanning Electron Microscopy
7.	MMP	Matrix Metallopeptidase
8.	GIC	Glass Ionomer Cement
9.	FV	Fluoride Varnish
10.	MIH	Molar Incisor Hypomineralisation

INTRODUÇÃO

A cárie dentária é uma doença pandémica global que afecta a humanidade. **Shafer** (1993) definiu a cárie dentária como uma doença microbiana irreversível dos tecidos calcificados dos dentes, caracterizada pela desmineralização da porção inorgânica e destruição da substância orgânica do dente, que frequentemente leva à cavitação[1]. A cárie dentária é uma doença dinâmica, multifatorial, não transmissível e mediada por biofilme, tendo efeito direto dos hábitos alimentares e de higiene[3]. O desequilíbrio entre factores ambientais, biológicos e comportamentais pode provocar o desenvolvimento de lesões de cárie[3]. O tratamento da cárie em crianças está menos desenvolvido nos países de rendimento médio-baixo e em crianças com menos de 6 anos de idade, estando limitado aos países de rendimento elevado[2]. O pico da doença é elevado entre as crianças muito pequenas, com idades compreendidas entre os 1 e os 4 anos[3]. A cárie dentária é uma dissolução química localizada dos tecidos duros dentários, causada por subprodutos ácidos dos processos metabólicos do biofilme (placa dentária) que cobre a superfície de um dente afectado[4]. Margolis e Moreno sugeriram que o fluido da placa dentária é um fator importante que influencia a cárie dentária[4]. Tem uma componente comportamental muito forte, com uma influência direta da dieta e dos hábitos de higiene[3].

Por conseguinte, as estratégias de tratamento têm de ser modificadas[3]. Todos os indivíduos devem estar cientes de que a cárie dentária é uma doença evitável e pode ser controlada minimizando a ingestão de hidratos de carbono fermentáveis disponíveis na dieta[3]. Se estas medidas simples e eficazes falharem, podem desenvolver-se cáries que devem ser tratadas de acordo com a filosofia da medicina dentária minimamente invasiva[3]. Esta tem como objetivo a conservação da estrutura dentária sã e foi substituída pelo procedimento convencional5.

A utilização global de flúor resultou numa diminuição notável do número de cáries dentárias e registou-se uma melhoria apreciável do estado de saúde oral das crianças5. O dentífrico contendo flúor é uma forma consistentemente utilizada de flúor auto-aplicado em todo o mundo6. As crianças em idade pré-escolar, quando comparadas com outros grupos etários, apresentam casos elevados de lesões de cárie dentária não tratadas e a componente de cárie é mais elevada no índice deft5.

A utilização de fluoretos tópicos pode ser uma medida útil para travar as lesões de cárie, uma vez que os fluoretos utilizados em várias formas provaram ser eficazes na prevenção da cárie dentária6. O flúor tem propriedades cariostáticas de várias formas6. O flúor concentrado na placa bacteriana e na saliva pode inibir a desmineralização do tecido duro dentário6. O flúor absorvido juntamente com o cálcio e o fosfato pelo tecido duro dentário desmineralizado forma uma estrutura cristalina (remineralização) que é mais resistente ao ácido bacteriano produzido pela microflora oral6. Foi também demonstrado que o flúor inibe o processo pelo qual as bactérias cariogénicas metabolizam os hidratos de carbono para produzir ácidos, afectando assim a produção bacteriana de polissacáridos adesivos6.

Atualmente, um agente não invasivo tem sido alvo de uma atenção renovada: Existem várias nomenclaturas diferentes para este produto dentário: "fluoreto de diamina de prata"; "fluoreto de diamina de prata"; "fluoreto de diamina de prata"; "fluoreto de diamina de prata"; "fluoreto de diamina de prata ou fluoreto de prata"; e "fluoreto de amónio de prata "4. Embora não seja novo, o fluoreto de diamina de prata, mais recentemente, chamou significativamente a atenção dos clínicos a nível mundial devido à sua eficácia em travar a progressão da lesão de cárie5. O SDF tem sido utilizado há mais de quatro décadas como material preventivo, tanto em estudos clínicos como in vitro5. É um agente cariostático eficiente, acessível, equitativo e eficaz[3]. O SDF é uma solução alcalina incolor que contém prata e fluoreto, formando um complexo com amoníaco[4]. É um complexo de coordenação misto de halogenetos de metais pesados[4]. O amoníaco pode manter a solução a uma concentração constante durante um certo período de tempo[4]. Os compostos de prata têm uma longa história de utilização na medicina e na medicina dentária devido às suas propriedades antimicrobianas. O flúor é utilizado sob várias formas para prevenir e combater a cárie[4]. O resultado combinado da prata e dos fluoretos tem sido considerado como tendo o potencial de travar a progressão das cáries e o desenvolvimento de novas cáries[4]. A Academia Americana de Odontopediatria propôs a utilização de SDF em dentes decíduos, que foi publicada como diretriz em 2017, denominada "Utilização de fluoreto de diamido de prata para a gestão de cáries dentárias em crianças e adolescentes, incluindo aqueles com necessidades especiais de cuidados de saúde "[3].

O SDF está centrado no doente e responde às necessidades imediatas de uma criança numa única consulta, uma vez que é minimamente invasivo e indolor[5].

HISTÓRIA

❖ HISTÓRIA RELACIONADA COM OS PRODUTOS DE PRATA EM MEDICINA DENTÁRIA

A primeira menção à utilização medicinal da prata data de 1000 a.C. ou antes, uma vez que a água armazenada em recipientes de prata expostos à luz, ou filtrada, era fornecida potável e as propriedades antimicrobianas dos compostos de prata estão bem documentadas5. Stebbins postulou que a redução da cárie se devia à ação antibacteriana e à formação de uma "crosta negra", produzindo uma camada protetora esclerótica de dentina secundária5. Howe's fez uma solução de nitrato de prata amoniacal em lesões cariosas que resultou no enegrecimento da dentina esclerótica, na qual o desenvolvimento da futura lesão cariosa foi interrompido5. A solução de Howe foi popular até 1950 e era usada para esterilizar cavidades preparadas e para desinfetar os canais radiculares5. No entanto, a sua eficácia clínica e os efeitos adversos na polpa eram um ponto de preocupação5. Durante a década de 1970, o AgF foi introduzido na Austrália Ocidental como parte da intervenção mínima para os serviços dentários escolares5. O diamino fluoreto de prata foi estudado primeiro por Nishino, como parte de uma tese de doutoramento na Universidade de Osaka, no Japão, em 19695· Mais tarde, o "fluoreto de diamina de prata" foi aprovado pelo Conselho Farmacêutico Central do Ministério da Saúde e do Bem-Estar do Japão como agente cariostático e foi comercializado como Saforide (Toyo Seiyaku Kasei Co. Ltd, Osaka, Japão)5. Descreveram os seus efeitos na prevenção e paragem de cáries dentárias em crianças, na prevenção de cáries secundárias e na prevenção de cáries de longa duração.

cáries após restaurações, e dessensibilização da dentina hipersensível9. Vários estudos sobre o SDF seguiram-no como um tratamento alternativo da cárie dentária nos países em desenvolvimento, onde o acesso aos cuidados de saúde oral é excecionalmente limitado[5].

Após a sua utilização inicial no Japão no final da década de 1960 e na década de 1970, o SDF perdeu o seu encanto e não foi muito exposto noutras partes do mundo[7]. No entanto, no início do século XXI, a sua utilização recomeçou na China como agente anti-cárie em crianças em idade escolar[7]. De 2005 a 2009, Knight et al. na Austrália efectuaram uma série de estudos in vitro e provaram o seu efeito como agente anti-cárie e antimicrobiano[7]. Em 2009, Braga et al. nos EUA e Yee et al. no Nepal utilizaram com sucesso o SDF como agente anti-cárie[7].

A contenção da cárie dentária em dentes decíduos e permanentes não é algo desconhecido na Odontologia[3]. Desde a década de 1970, tem sido amplamente utilizado no Japão, bem como em outros países, como Brasil, Argentina, China e Austrália[3]. O uso do SDF para o controlo da cárie dentária foi iniciado por Nishino, Yamaga e outros no Japão na década de 1960[8]. O objetivo mais antigo era a prevenção: "ambos os iões [prata e flúor] aumentam a resistência do esmalte à cárie dentária "[8]. A primeira experiência que utilizou o SDF foi um modelo de cárie em ratos, onde se investigou a incidência de novas lesões após a aplicação preventiva[8]. Nesta experiência, o SDF preveniu 62% das lesões de cárie nos molares dos ratos tratados, em comparação com os controlos de ninhada[8]. A gravidade das lesões também foi reduzida: 30% dos dentes do grupo de controlo desenvolveram lesões profundas, enquanto que nenhum dos dentes do grupo SDF apresentou qualquer lesão[8]. O segundo estudo de modelo de cárie em ratos iluminou (até certo ponto) o benefício dos iões de prata e flúor no efeito preventivo: O tratamento com SDF resultou em 65% menos lesões novas do que o controlo sem tratamento, enquanto 10% de fluoreto estanoso (SnF2) preveniu apenas 51%, e 25% de nitrato de prata não teve qualquer efeito8.

Stebbins (1891) apresentou que os dentes com restauração de amálgama apresentavam superfícies negras, nas quais o processo de cárie era interrompido10. Então, raciocinando a partir do uso corrente do tratamento com nitrato de prata para dentes sensíveis, e a coloração dentária resultante, ele misturou ácido nítrico com restos de amálgama e aplicou-os em lesões cariosas de 35 crianças10. Os resultados indicaram que este tratamento inibiu fortemente a cárie em 61% dos casos aos 3 anos10. Stebbins presumiu que a inibição da cárie era o resultado da morte bacteriana e da deposição de uma "crosta negra", que gerou um revestimento protetor esclerótico da dentina secundária10. Mais tarde, Howe (1917) aplicou nitrato de prata diretamente sobre as lesões de cárie com os mesmos resultados, a "solução de Howe" foi utilizada para este fim durante os 50 anos seguintes10.

❖ Desenvolvimento do diamino fluoreto de prata em medicina dentária

O diamino fluoreto de prata (SDF) é uma solução incolor que contém iões fluoreto11. É utilizado em medicina dentária para promover a remineralização dos dentes5.

Craig et al. referiram que a solução de AgF foi utilizada em medicina dentária já na década de 19707. Um composto indistinguível, o SDF, foi aceite como agente terapêutico pelo Conselho Farmacêutico Central do Ministério da Saúde e do Bem-Estar no Japão para tratamento dentário desde a década de 19607.

Uma solução de 38% de FDS foi também utilizada na China para travar as cáries, alguns dentistas no Sul da Califórnia utilizaram o FDS para travar as cáries de crianças pequenas com cáries precoces7. Projectos comunitários que utilizam o FDS para travar as cáries foram planeados para Cuba, África subsaariana e em vários países africanos7. O uso do SDF é bastante escasso durante este período e não há muita literatura disponível em inglês durante este período7.

Em 2014, os Estados Unidos aprovaram o SDF para venda como um produto para reduzir a hipersensibilidade dentinária; a Health Canada aprovou-o como um produto anti-cárie12. A U.S. Food and Drug Administration identifica agora também o SDF como uma terapia para travar a cárie dentária12.

No ano de 2017, a Academia Americana de Odontopediatria publicou uma Diretriz para a "Utilização de Diamino Fluoreto de Prata para a Gestão da Cárie Dentária em Crianças e Adolescentes, Incluindo Aqueles com Necessidades Especiais de Cuidados de Saúde em Crianças e Adolescentes9". Estão atualmente em curso estudos que poderão resultar na alteração da sua rotulagem num futuro próximo9.

ÂMBITO E OBJECTIVO

A diretriz pretende informar que a aplicação do SDF na prática clínica para melhorar os resultados da gestão da cárie dentária em crianças e adolescentes, incluindo aqueles com necessidades especiais de cuidados de saúde[11]. O FDS na recomendação desta diretriz refere-se ao FDS a 38%, a única fórmula disponível nos Estados Unidos[11]. Estas práticas recomendadas baseiam-se nas melhores provas disponíveis até à data[11].

- O SDF é um produto seguro, eficiente e equitativo[3].
- O clínico tem a opção de evitar tratamentos invasivos e a utilização de anestesia local e brocas dentárias que provocam medo e ansiedade[3]. Quando as crianças são demasiado jovens para terem cáries e dentes restaurados com o método convencional[3].
- O FDS pode ser utilizado para abrandar o progresso da cárie[6]. É uma solução económica, pelo que pode ser utilizada no tratamento de crianças carenciadas ou em áreas onde há falta de pessoal dentário[6].
- A simplicidade do tratamento do FDS torna-o uma opção interessante para prestar cuidados orais à população vulnerável sem acompanhamento regular dos profissionais de medicina dentária[3].
- O SDF também lida com a elevada prevalência de cáries e com o problema de gestão de crianças pequenas com uma abordagem minimamente invasiva[7].
- Também pode impedir a formação de cáries nos dentes decíduos anteriores de crianças pequenas[7].
- Sendo um procedimento não-invasivo e não-restaurador, o SDF é uma escolha inteligente para os dentistas travarem rapidamente as cáries activas e dá tempo suficiente para melhorar as condições orais sem agravar os sinais clínicos da doença, tanto nos dentes decíduos como nos permanentes[3].

•No tratamento de toda a hipersensibilidade dentinária e no tratamento endodôntico, o SDF pode ser utilizado para o reforço da dentina para a prevenção de cáries[13].

O tempo adicional de cadeira obtido com a utilização do SDF pode ser utilizado para melhorar o comportamento dos pacientes pediátricos e a sua capacidade de cooperar com o dentista durante o tratamento dentário[3].

CANDIDATURA

❖ **INDICAÇÕES:**

O SDF é indicado nas seguintes situações:

• Paciente com cáries de alto risco[2]

• Para prevenir as cáries de fossas e fissuras[2].

• Tratamento da hipo-mineralização dos incisivos molares[6].

• Encerramento indireto da pasta (IPC)[4].

• Para travar as cáries secundárias[4].

• Pacientes com limitações comportamentais ou médicas[2].

• Fobia dentária ou pessoas que não toleram o tratamento dentário normal por razões médicas ou psicológicas, incluindo crianças pré-cooperativas[6].

• Múltiplas lesões cavitadas activas que necessitam de intervenção imediata para evitar a progressão das lesões cariosas[6].

• Tratamento da hipersensibilidade dentinária[6].

• Tratamento provisório com SDF em planos de tratamento extensivos[5].

• Desinfeção do canal radicular no tratamento endodôntico[5].

• O reforço da dentina para a prevenção de cáries pode ser efectuado com SDF e irradiação laser[4].

• O SDF pode aceder a áreas que não são acessíveis pelas vias tradicionais, tais como terceiros molares parcialmente erupcionados, furca, e por baixo e à volta de restaurações existentes[5].

• É útil em pacientes com acesso limitado a cuidados dentários ou recursos financeiros para cuidados tradicionais, por exemplo, pacientes em países em desenvolvimento, lares de idosos e zonas rurais, etc[9].

• O SDF é um excelente dessensibilizador, reduzindo ou eliminando frequentemente a necessidade de anestesia local[1].

• O SDF deve ser considerado como uma opção quando os doentes pretendem um tratamento mais conservador[7].

• Detenção de cáries radiculares em adultos[5].

• Prevenção da lesão de cárie coronal[5].

• Lesões extensas que são demasiado extensas para serem restauradas e não estão associadas a dor espontânea e/ou infecção[12].

• Como parte da técnica de restauração atraumática modificada com prata (SMART)[7].

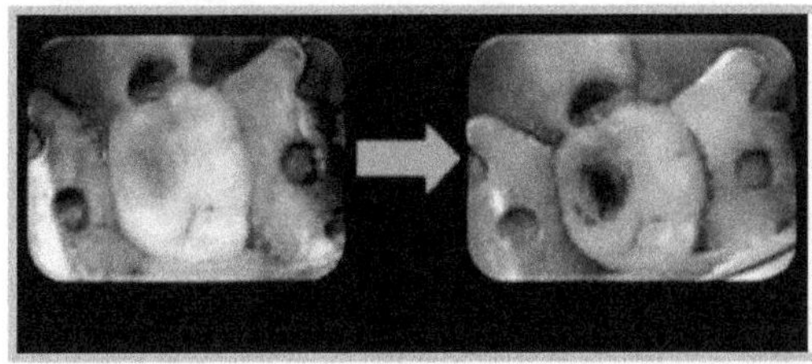

Figura 1: Cárie dentária interrompida após aplicação de diamino fluoreto de prata[10]

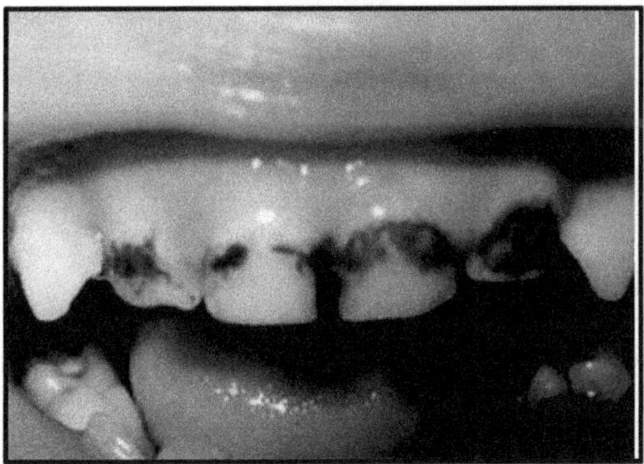

Figura 2: Descoloração negra nos dentes anteriores após a aplicação de diamino fluoreto de prata[6].

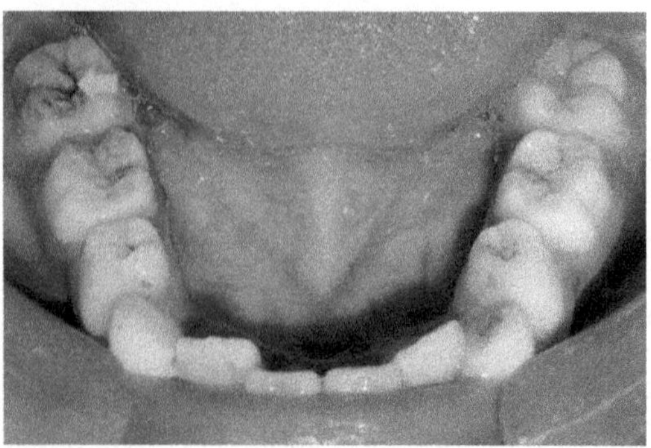

Figura 3: Descoloração negra na fossa e fissura após a aplicação de diamino fluoreto de prata[4].

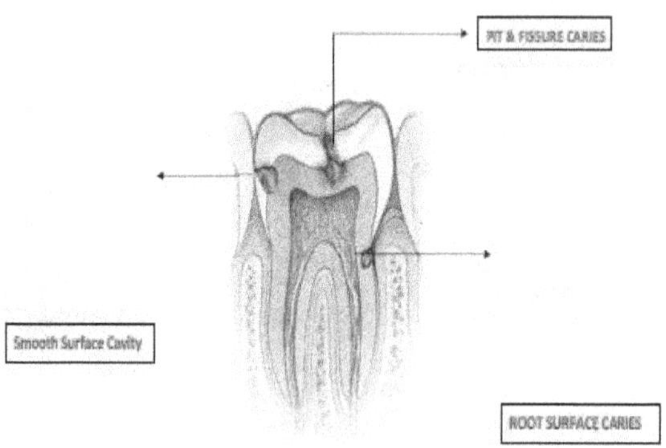

Figura 4: dessensibilizar os dentes sensíveis[7]

❖CONTRA-INDICAÇÕES:

Os seguintes cenários podem ser adequados como contra-indicações do SDF:

• Indivíduos com alergia conhecida à prata[3].

• Indivíduos com ulcerações dos tecidos moles orais, especialmente os que podem entrar em contacto durante a aplicação do SDF[4].

• Lesões de cárie cavitadas activas com envolvimento da polpa, de acordo com a avaliação clínica[2].

• Se os pais/encarregados de educação não autorizarem a utilização do SDF, devem ser apresentadas preocupações sobre a mudança de cor[2].

❖VANTAGENS:

Seguem-se as vantagens do SDF:

• O SDF é eficaz para travar a progressão das cáries que, se não forem tratadas, causam dor e infecção[2].

• O custo do tratamento com FDS é baixo e deve ser acessível na maioria das comunidades[5].

• Os procedimentos são simples. Isto permite que os profissionais não dentários, incluindo os trabalhadores dos cuidados de saúde primários, sejam facilmente treinados para aplicar o SDF em crianças[6].

• O tratamento não requer equipamento dispendioso nem infra-estruturas de apoio, como água canalizada e electricidade[4].

• O tratamento é não-invasivo e o risco de propagação da infeção é muito baixo[3].

• Seguro - os ensaios clínicos que o utilizaram em mais de 3800 indivíduos não registaram quaisquer efeitos adversos graves[3].

• Eficaz - pára aproximadamente 80% das lesões tratadas[9].

• Eficiente - pode ser aplicado por profissionais de saúde em diferentes contextos de saúde e comunitários com preparação mínima e em menos de 1 minuto[7].

• Oportuno - a sua facilidade de aplicação pode permitir a sua utilização como agente de intervenção logo que o problema é diagnosticado[6].

• O paciente pode ser tratado - é minimamente invasivo e indolor, satisfazendo as necessidades imediatas de uma criança ou adulto numa única sessão de tratamento[6].

• Equitativo - a sua aplicação é igualmente eficaz e acessível; com o medicamento a custar menos de 1 dólar por aplicação, é um tratamento viável para grupos com rendimentos mais baixos[2].

❖ **DESVANTAGENS:**

As desvantagens que se seguem foram registadas na literatura:

• A utilização de SDF provoca manchas de cor preta no local de aplicação[2].

• Pode ocorrer irritação gengival e da mucosa[2].

• Algumas crianças e os seus pais podem não ficar satisfeitos com a estética deste resultado do tratamento[4].

• O FDS pode manchar a pele do corpo, bem como o vestuário e os instrumentos dentários[5].

• A solução SDF tem um sabor metálico que não é agradável para os doentes[5].

EFEITOS SECUNDÁRIOS NÃO-MEDICAMENTOSOS E SEGURANÇA E TOXICIDADE

No momento da aplicação, o SDF deve restringir-se à lesão de cárie que está a ser tratada. Os efeitos secundários esperados são o escurecimento da lesão tratada, mas normalmente não mancha a estrutura dentária saudável. E um sabor metálico amargo. Um pouco de pasta de dentes na língua pode ajudar a aliviar o sabor. Se o SDF entrar em contacto com os tecidos moles, ocorre uma coloração, que aparece de cor castanha na pele e branca ou cinzenta nos tecidos orais. As manchas ou qualquer tipo de irritação dos tecidos são temporárias e desaparecem ao fim de alguns dias[10].

O diamino fluoreto de prata mancha as superfícies clínicas e o vestuário. A nódoa não sai depois de se fixar. Os derrames podem ser limpos imediatamente com água abundante, etanol ou lixívia. Os solventes de pH elevado, como o amoníaco, podem ser mais eficazes. Os recipientes secundários e os revestimentos de plástico para as superfícies são medidas preventivas adequadas[10].

Apenas um estudo publicado em adultos tinha como objetivo estudar o eritema gengival 24 horas e 7 dias após a aplicação do SDF. Os resultados mostraram que, mesmo quando havia um número muito pequeno de participantes que apresentavam eritema gengival ligeiro às 24 horas, não havia diferença em relação à linha de base aos 7 dias. Esta descoberta sugere que as irritações gengivais ligeiras foram curadas num par de dias[13].

Um relatório recente de um ensaio clínico em crianças pequenas afirma que a prevalência de dor de dentes e gengivas relatada pelos pais foi de 6,6% uma semana após a aplicação, enquanto o inchaço e o branqueamento das gengivas foram relatados por 2,8% e 4,7%, respetivamente. O SDF não deve ser utilizado em lesões suspeitas de envolvimento pulpar, uma vez que não impede a progressão da infeção para os tecidos circundantes[13].

❖ **SEGURANÇA**

O SDF tem sido utilizado em vários países como a China e a Austrália há muitos anos para controlar as cáries. No Japão, é aceite há mais de 50 anos pelo Conselho Farmacêutico Central do Ministério da Saúde e do Bem-Estar para tratamento dentário como agente terapêutico[14].

O SDF tem um sucesso comprovado há muito tempo e não há complicações significativas descritas na literatura[14]. A aplicação do SDF na gengiva pode causar descamação sem qualquer sensação, semelhante a uma queimadura com lixívia. Se o SDF tocar numa ferida na mucosa ou numa área crua da língua, irá arder. Os níveis de fluoreto no sangue não aumentam acima da linha de base em adultos; assim, a exposição sistémica parece ser semelhante a uma dose de pasta de dentes, não causando risco clínico de fluorose[15].

Foi realizado um estudo para inspecionar as respostas dos tecidos orais à aplicação de SDF, no qual se verificou uma irritação gengival temporária, mas não foram comunicados danos pulpares graves nem reacções graves. Um estudo realizado em crianças em idade escolar (225 cm número) de 6 anos em Cuba, após a aplicação do FDS, foi relatado que três alunos tinham uma pequena lesão branca ligeiramente dolorosa na mucosa, que desapareceu em 48 horas sem qualquer tratamento. Outro estudo realizado na Austrália em crianças de 6-13 anos de idade em 55 dentes decíduos, e o resultado mostrou que mais de 90% dos dentes tratados com AgF histologicamente mostraram a presença de abundante dentina reparadora, ampla camada de odontoblastos, e foi registada uma resposta pulpar favorável[5].

Tal como a utilização de amálgama de prata em medicina dentária, o FDS tem um sucesso há muito comprovado. No entanto, existe a preocupação de que a utilização de 40% de AgF possa induzir fluorose9. Um estudo de laboratório na Austrália descobriu que uma amostra de 24 preparações comerciais de 40% AgF tinha uma concentração de flúor significativamente mais elevada do que o nível de flúor esperado de 60.000 ppm. O estudo concluiu que a quantidade de flúor no AgF a 40% disponível comercialmente na Austrália era demasiado elevada para tratamento e apresentava um risco elevado de causar fluorose dentária quando utilizado em crianças pequenas. Em resposta ao estudo, os Serviços Dentários do Departamento de Saúde da Austrália Ocidental efectuaram uma investigação e concluíram que não havia provas de que a utilização adequada de AgF causasse fluorose. Não houve nenhum relatório clínico sobre a alta prevalência de fluorose encontrada em crianças que receberam tratamento com SDF, apesar do uso comum de SDF no serviço odontológico escolar na Austrália Ocidental. Embora houvesse estudos laboratoriais que demonstrassem o risco hipotético de possível toxicidade e fluorose em crianças, essa preocupação não foi observada em dois ensaios clínicos com crianças. Atualmente, a segurança da utilização do SDF não é conclusiva5.

O SDF, quando aplicado topicamente em dentes com lesões cariosas, é muito seguro. Uma única gota de SDF é aproximadamente igual a beber um litro de água fluoretada ou usar pasta dentífrica fluoretada10.

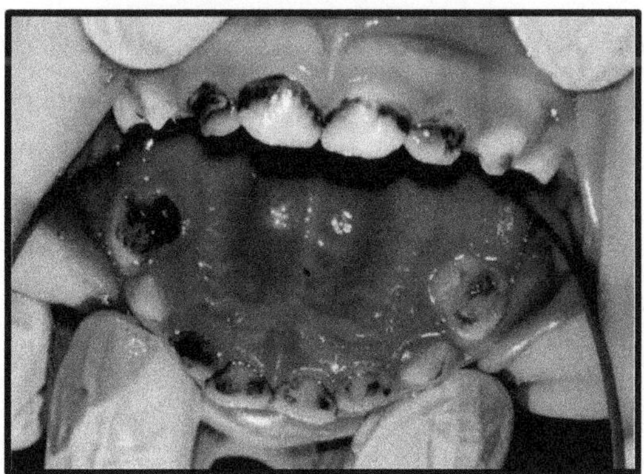

Figura 5: Dente manchado de preto após aplicação de SDF16

❖ TOXICIDADE

Com base nos dados atualmente disponíveis, podemos resumir o seguinte:

• A irritação gengival foi passageira e temporária[3].

• A solução SDF tem um sabor metálico que não é agradável para os doentes pediátricos[8].

• Efeitos crónicos a longo prazo da exposição repetida à prata (metal pesado)[8].

• O único estudo que relatou a farmacocinética do SDF após aplicação oral foi efectuado em apenas 6 adultos durante um período de 4 horas, utilizando 6 ml para tratar 3 dentes em cada indivíduo[8].

A sua conclusão foi que as concentrações séricas de flúor e prata deveriam representar um risco reduzido de toxicidade quando utilizadas apenas ocasionalmente em adultos[13].

❖ Precauções para o manuseamento do SDF

• Utilizar luvas ao manusear o líquido.

► Manchará de castanho ou preto a pele, a roupa, as bancadas, o chão e os instrumentos. Pele: lavar imediatamente com água, sabão, amoníaco ou tintura de iodo e depois enxaguar abundantemente com água. Não utilizar métodos excessivos para remover manchas difíceis da pele, uma vez que as manchas acabam por desaparecer[17].

► Vestuário/Tampas de cozinha/Pisos/Instrumentos; utilizar os mesmos procedimentos que para a pele manchada. As manchas mais difíceis podem ser tratadas com hipoclorito de sódio[17].

COMPOSIÇÃO E MECANISMO DE ACÇÃO

❖ COMPOSIÇÃO

O SDF (AgF [NH3]2) é uma solução incolor com pH alcalino (pH 8-10). Os seus principais componentes são:

- prata
- fluoreto e
- amoníaco.

Basicamente, a prata é um agente antimicrobiano, o amoníaco estabiliza a solução, enquanto o flúor ajuda a remineralização[15].

A concentração mais comum é de 38%, o que representa 44.800 ppm de flúor e 255.000 ppm de prata. Estes dois elementos, numa concentração tão elevada, vão ter uma atividade sinérgica, com uma ação bactericida sobre os microrganismos cariogénicos, promoção da mineralização, inibição da desmineralização dos tecidos duros do dente e diminuição da destruição da porção orgânica da dentina. Quando o SDF é aplicado no dente, ocorre a seguinte reação:

$$Ca10\ (PO4)6\ (OH)2 + Ag\ +(NH3)2\ F \longrightarrow CaF2 + Ag3PO4 + NH4OH$$

(Hidroxiapatite SDF fluoreto de cálcio fosfato de prata hidróxido de amónio)[14]

❖ MECANISMO DE ACÇÃO

O diamino fluoreto de prata é utilizado na contenção de cáries e no tratamento da hipersensibilidade da dentina. No tratamento de superfícies de dentina sensíveis expostas, a aplicação tópica resulta no desenvolvimento de uma camada escamosa na dentina exposta, obstruindo parcialmente os túbulos dentinários. Há muito que se sabe que a prata aquosa de alta concentração forma esta camada protetora. A cárie dentária é uma progressão complexa que envolve açúcares da dieta, metabolismo bacteriano, desmineralização e degradação orgânica. A matriz orgânica colagénica é exposta uma vez, a superfície da dentina é desmineralizada e destruída por proteases nativas e bacterianas para permitir o aumento da lesão. Após a aplicação de diamino fluoreto de prata numa superfície cariada, forma-se a camada escamosa de conjugados de proteína-prata, aumentando a resistência à dissolução ácida e à digestão enzimática. A hidroxiapatite e a fluorapatite formam-se na matriz orgânica exposta, juntamente com a presença de cloreto de prata e prata metálica. A lesão tratada aumenta em densidade mineral e dureza, enquanto a profundidade da lesão diminui. Entretanto, o diamino fluoreto de prata inibe especificamente as proteínas que decompõem a matriz orgânica dentinária exposta: metaloproteinases da matriz; catepsinas; e colagenases bacterianas3.

Os iões de prata actuam diretamente contra as bactérias nas lesões, rompendo as membranas, desnaturando as proteínas e inibindo a replicação do ADN. A prata iónica desactiva praticamente qualquer macromolécula. O diamino fluoreto de prata supera o desempenho de outros medicamentos anti-cárie na eliminação de bactérias cariogénicas nos túbulos dentinários. Os iões de prata e flúor penetram cerca de 25 mícrones no esmalte e 50-200 mícrones na dentina. O flúor promove a remineralização e a prata fica disponível para ação antimicrobiana após libertação por reacidificação. As lesões presas com diamino fluoreto de prata têm 150 microns de espessura. As lesões artificiais tratadas com diamino fluoreto de prata são resistentes à formação de biofilme e à formação de novas cavidades, provavelmente devido à prata iónica remanescente. Mais prata e flúor são depositados na dentina desmineralizada do que na não desmineralizada; correspondentemente, a dentina desmineralizada tratada é mais resistente às bactérias da cárie do que a dentina sã tratada. Quando as bactérias mortas pelos iões de prata são adicionadas às bactérias vivas, a prata é reactivada, de modo que, eficientemente, as bactérias mortas matam as bactérias vivas num **"efeito zombie"**. Este efeito de reservatório ajuda a explicar porque é que a prata depositada nas bactérias e nas proteínas da dentina dentro de uma cavidade tem efeitos antimicrobianos sustentados7.

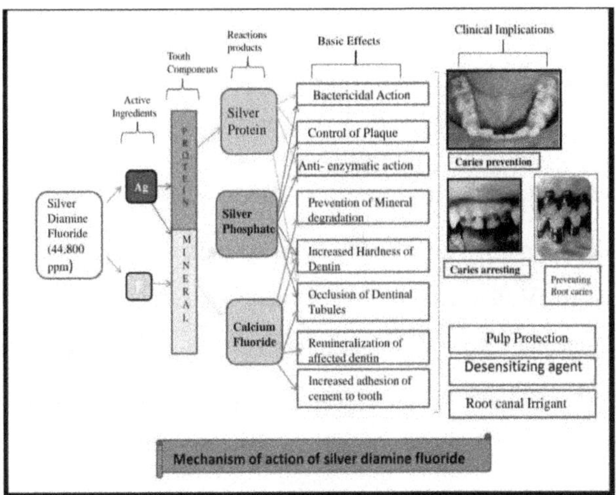

Figura 6: Resumo do mecanismo de ação e da aplicação clínica do diamino fluoreto de prata7

PROVAS DOS EFEITOS DO SDF

❖ EFEITOS DO SDF NO ESMALTE (CONTEÚDO MINERAL)

Estudos in vitro demonstraram que as lesões iniciais no esmalte podem ser remineralizadas com 38% de SDF[17]. Num modelo de cárie artificial do esmalte com desafio de pH bacteriano, a utilização de 38% de SDF resultou num aumento da densidade mineral, com uma maior profundidade de remineralização e uma melhor percentagem de remineralização quando comparada com a utilização de pasta dentífrica fluoretada isoladamente[18]. A capacidade de remineralizar lesões precoces do esmalte proximal também foi demonstrada num estudo in-situ que mostrou aumentos semelhantes na densidade mineral após o tratamento com SDF e cimento de ionómero de vidro. O SDF também foi eficaz na prevenção da desmineralização[18]. O efeito de inibição da desmineralização do tratamento com SDF está principalmente associado ao F2 do SDF[18]. Quando o SDF é aplicado em blocos de esmalte sadio e estes blocos são artificialmente desmineralizados, o SDF previne o desenvolvimento de lesões cariosas no esmalte quando comparado com o $AgNO_3$ ou KF[18] . Após a ciclagem de pH, o esmalte tratado com SDF permaneceu com uma superfície relativamente densa quando comparado ao uso de NaF isolado, com maior conteúdo de flúor e valores de densidade mineral e diminuição da profundidade das lesões[3].

As superfícies dentárias desmineralizadas tornaram-se negras após a aplicação do SDF[17]. A profundidade da lesão de uma superfície dentária desmineralizada diminuiu após a aplicação do SDF, que também foi eficaz no abrandamento da progressão das lesões. As lesões cariosas tratadas com SDF apresentaram uma microdureza superficial significativamente mais elevada, até uma profundidade de aproximadamente 150 microns, em comparação com as lesões de controlo tratadas com água desionizada. Verificou-se que a concentração de cálcio na solução de remineralização foi reduzida, o que indica que o SDF promove a absorção de cálcio[17]. Para além disso, a concentração de cálcio na solução de desmineralização também diminuiu, o que mostra que o SDF inibiu a dissolução de cálcio do esmalte[20]. Utilizando uma técnica de luz polarizada com foto-microscopia, as superfícies de esmalte desmineralizadas tratadas com SDF tiveram uma perda mineral significativamente menor do que as superfícies sem tratamento com SDF[20]. Um estudo relatou a formação de cloreto de prata e prata metálica após a aplicação de SDF[20]. Além disso, o SDF parece produzir fluoreto de cálcio e prata metálica quando reage com a hidroxiapatite. Outros estudos revelaram fluoreto de cálcio e fosfato de prata quando o pó de esmalte ou o pó de dentina foram misturados com SDF. A análise elementar revelou que as percentagens em peso de cálcio e fósforo na dentina desmineralizada tratada com SDF eram significativamente mais elevadas do que as de cálcio e fósforo na dentina desmineralizada sem tratamento com SDF (grupo de controlo). Para além disso, a dentina desmineralizada tratada com SDF teve menos perda mineral do que a dentina desmineralizada sem tratamento com SDF. Os níveis de cálcio e fósforo aumentaram desde a superfície até uma profundidade de 300 microns. Também se registou uma absorção significativamente maior de flúor nas amostras de dentina tratadas com SDF do que nas amostras de dentina tratadas com água. Um estudo ex vivo mostrou que uma zona altamente remineralizada, abundante em cálcio e fosfato, foi detectada em lesões cariosas de dentina presa tratadas com SDF. Estudos utilizando microscopia eletrónica de varrimento observaram precipitados densos cobrindo as superfícies dentárias após a aplicação de SDF. No entanto, os investigadores não mencionaram o conteúdo destes precipitados. Micrografias electrónicas de varrimento em corte transversal revelaram que estruturas granulares densas de grãos esféricos foram encontradas na área inter-tubular da dentina após o tratamento com SDF. A difração de raios X revelou uma perda reduzida da cristalinidade da dentina resultante da dissolução da hidroxiapatite na dentina tratada com SDF[4].

❖ EFEITOS DO SDF NA DENTINA (CONTEÚDO MINERAL)

A remineralização da dentina após a aplicação do SDF auxiliou na formação de uma camada externa de dentina altamente mineralizada (aproximadamente 150 µ), com presença considerável de cálcio e fosfato[20]. Devido à remineralização, as lesões cariosas de dentina tratadas com 38% de SDF também mostraram uma microdureza melhorada, que pode ser usada como uma forma indireta (ou um resultado substituto na investigação) para identificar alterações no conteúdo mineral do tecido mineralizado[20]. Isto foi demonstrado num estudo ex vivo, onde dentes anteriores superiores primários com lesões cariosas na dentina receberam 38% SDF (uma aplicação a cada 12 meses)[20]. Além da mineralização superficial, que está relacionada ao aumento da dureza, obtém-se também a mineralização funcional; ambas as características podem ser alcançadas com o uso do SDF 38% e estão relacionadas ao conteúdo mineral do dente. Há também alterações importantes na rede de fibras de colagénio[21]. Enquanto na dentina cariada as fibras de colagénio estão expostas devido à desmineralização, após a aplicação de SDF a 38%, a perda mineral e a exposição do colagénio são reduzidas e uma estrutura granular densa de grãos esféricos na superfície da dentina desmineralizada é observada na dentina cariada artificial tratada com SDF sob MEV[21]. Também foi demonstrado, em dentes extraídos com lesões cariosas, que a rede de fibras de colagénio é protegida com mineral após o tratamento com SDF, e os cristais de hidroxiapatite exibiram uma deposição bem alinhada. Estas características favoráveis da dentina cariada foram observadas num estudo ex vivo que analisou dentes esfoliados 24 meses após o tratamento com SDF[21].

Um estudo utilizando a imunomarcação revelou que uma maior quantidade de colagénio intacto permaneceu na superfície da dentina após o tratamento com

SDF do que após o tratamento com água (ou seja, o controlo)[22]. A dentina tratada com SDF mostrou uma libertação significativamente menor de hidroxiprolina como resultado da degradação do colagénio do que a dentina tratada com água. O SDF teve um efeito inibitório nas metaloproteinases da matriz (MMPs), que desempenham um papel importante na degradação enzimática do colagénio, inibindo as actividades proteolíticas das MMP-2, MMP-8 e MMP-9[42]. As actividades das cisteína catepsinas (ou catepsinas), que são enzimas proteolíticas que contribuem para a degradação do colagénio da dentina, também foram inibidas pelo SDF[21].

MÉTODO DE APLICAÇÃO DO SDF

❖ RECOMENDAÇÃO CLÍNICA

Foram efectuados vários estudos sobre o diamino fluoreto de prata para conhecer a sua máxima eficácia na prevenção das cáries. De todos os estudos que consideraram diferentes parâmetros, tais como frequência, tempo de duração, reação alérgica, etc., o mais aceite é a aplicação de diamino fluoreto de prata durante 30 segundos a 1 minuto e três vezes por ano[19].

No entanto, os resultados de outros estudos são discutidos mais adiante:

• No caso de um período de aplicação mais curto, deve ser considerada a avaliação pós-operatória e a reaplicação[19].

• A literatura recomenda que não se coma ou beba após a aplicação de diamino fluoreto de prata durante 30 minutos a 1 hora[19].

• Muitos clínicos colocam diamino fluoreto de prata na visita de diagnóstico, depois nos acompanhamentos de 1 e/ou 3 meses e, em seguida, nas visitas semestrais de recordação (6, 12, 18, 24 meses)[14].

• **Fung et al** concluíram que, para crianças com má higiene oral, a taxa de detenção de cáries pode ser aumentada aumentando a frequência de aplicação de anual para semestral[8].

• O pré-tratamento com EDTA para remover a hidroxiapatite superficial na dentina afetada pode abrir os túbulos dentinários a uma maior penetração do diamino fluoreto de prata[23].

• O pré-tratamento com hipoclorito pode ajudar a quebrar as bactérias e as proteínas expostas da dentina[19].

O SSKI (iodeto de potássio super saturado) e o diamino fluoreto de prata não devem ser combinados antes da aplicação: O SSKI pode ser colocado depois de secar o dente tratado com fluoreto de diamino de prata[19].

QUADRO 1: Recomendações de FDS em todo o mundo[19]

IAPD 2020	Use of 38% silver diamine fluoride is effective for the arrest of cavitated caries lesions.
AAPD 2017	The use of 38 % SDF for the arrest of cavitated caries lesions in primary teeth is supported as part of a comprehensive caries management program. Conditional recommendation due to low-quality evidence
Australian 2019	SDF might be used for people with caries in situations where traditional treatment approaches to caries management might not be possible
EAPD 2019	Conditional recommendation

❖ Preparação dos pacientes e dos profissionais

A utilização do SDF preserva todo o tecido dentário. Por conseguinte, não é necessária a remoção total ou selectiva de tecido cariado[16]. O contacto acidental do SDF com a pele do doente ou do profissional pode causar uma mancha castanha que será eliminada em 2-14 dias devido à esfoliação natural dos tecidos mortos da pele exterior[15]. A mancha castanha será permanente se houver um contacto acidental do SDF com a roupa e outras superfícies da clínica dentária que não estejam protegidas por uma barreira como um revestimento de plástico[16]. Como o SDF é uma solução alcalina, se houver contacto acidental com o tecido gengival ou com a mucosa, surgem alterações localizadas reversíveis, representadas por pequenas lesões brancas e ligeiramente dolorosas ou gengivite transitória[12]. Estas lesões desaparecem em 48 horas, sem qualquer tratamento[8]. Por isso, recomenda-se cobrir os tecidos moles próximos do local de aplicação do SDF, bem como os lábios e a pele à volta da boca, com vaselina para evitar o contacto acidental.

O consentimento informado deve ser obtido dos pais antes do tratamento com SDF[8]. O formulário de consentimento informado deve descrever todos os benefícios e efeitos secundários relacionados com a utilização do SDF, incluindo o facto de o SDF não ser um procedimento restaurador, mas um agente anticárie muito eficaz4. O dentista deve fornecer todas as informações necessárias sobre o procedimento numa linguagem simples e clara, visando uma fácil compreensão por parte dos pais4. Nesse momento, recursos adicionais como fotos de dentes tratados com SDF podem ser utilizados para auxiliar o profissional na explicação do tratamento5. Fotos mostrando a aparência dos dentes antes e depois da aplicação do SDF são um recurso valioso para descrever o escurecimento dos dentes; ao mesmo tempo, os pais devem ser assegurados de que o esmalte sadio não será manchado5.

A primeira etapa da aplicação do SDF é a seleção do material, que é a seguinte -

o Escova de dentes

o Vaselina

o Prato de vidro dappen

o Aplicadores descartáveis

o Rolos de algodão

o Solução SDF

Se a aplicação for feita no consultório dentário, a escova de dentes não é necessária, uma vez que a profilaxia dentária com a escova Robinson pode ser efectuada11.

FORMULÁRIO DE CONSENTIMENTO

UCSF Dental Center Informed Consent for Silver Diamine Fluoride

Facts for consideration:

- Silver diamine fluoride (SDF) is an antibiotic liquid. We use SDF on cavities to help stop tooth decay. We also use it to treat tooth sensitivity. SDF application every six to 12 months is necessary.
- The procedure: 1. Dry the affected area. 2. Place a small amount of SDF on the affected area. 3. Allow SDF to dry for one minute. 4. Rinse.
- **Treatment with SDF does not eliminate the need for dental fillings or crowns to repair function or esthetics. Additional procedures will incur a separate fee.**
- I should not be treated with SDF if: 1. I am allergic to silver. 2. There are painful sores or raw areas on my gums (i.e., ulcerative gingivitis) or anywhere in my mouth (i.e., stomatitis).

Benefits of receiving SDF:

- SDF can help stop tooth decay.
- SDF can help relieve sensitivity.

Risks related to SDF include, but are not limited to:

- **The affected area will stain black permanently.** Healthy tooth structure will not stain. Stained tooth structure can be replaced with a filling or a crown.
- Tooth-colored fillings and crowns may discolor if SDF is applied to them. Color changes on the surface can normally be polished off. The edge between a tooth and filling may keep the color.
- If accidentally applied to the skin or gums, a brown or white stain may appear that causes no harm, cannot be washed off and will disappear in one to three weeks.
- You may notice a metallic taste. This will go away rapidly.
- If tooth decay is not arrested, the decay will progress. In that case the tooth will require further treatment, such as repeat SDF, a filling or crown, root canal treatment or extraction.
- These side effects may not include all of the possible situations reported by the manufacturer. If you notice other effects, please contact your dental provider.
- Every reasonable effort will be made to ensure the success of SDF treatment. There is a risk that the procedure will not stop the decay and no guarantee of success is granted or implied.

Alternatives to SDF, not limited to the following:

- No treatment, which may lead to continued deterioration of tooth structures and cosmetic appearance. Symptoms may increase in severity.
- Depending on the location and extent of the tooth decay, other treatment may include placement of fluoride varnish, a filling or crown, extraction or referral for advanced treatment modalities.

I CERTIFY THAT I HAVE READ AND FULLY UNDERSTAND THIS DOCUMENT AND ALL MY QUESTIONS WERE ANSWERED:

_______________________(signature of patient)   _______________(date)

_______________________(signature of witness)   _______________(date)

FIGURA 7: Formulário de consentimento para o SDF[15]

Técnica

DIRECTRIZES DA AAPD 2017:[24]

1. Cobrir o balcão com plástico e cobrir o doente com uma bata de plástico.

2. Equipamento de proteção individual normalizado a ser usado pelo doente e pelo prestador de cuidados de saúde.

3. Distribuir uma gota (25 uL/10kg por visita de tratamento) de SDF na placa dappen.

4. Isolar e secar os dentes afectados.

5. Minimizar o contacto com a gengiva e as membranas mucosas para evitar potenciais pigmentações ou irritações

5. Aplicar vaselina na gengiva.

6. Dobrar o pincel de microesponja, mergulhar e esfregar na parte lateral do prato dappen para remover o excesso de líquido antes da aplicação e, em seguida, aplicar o Diamino Fluoreto de Prata diretamente apenas na superfície dentária afetada.

7. Secar com um fluxo suave de ar comprimido durante pelo menos um minuto.

8. Remover o excesso de SDF com gaze, rolo de algodão ou bolinha de algodão para minimizar a absorção sistémica.

Recomendação prática: Não há necessidade de intervenção cirúrgica (por exemplo, escavação de dentina). A aplicação do SDF é minimamente invasiva e fácil para o paciente e para o profissional. Pode ser desejável que a lesão de cárie esteja livre de detritos grosseiros para que o SDF tenha o máximo contacto com a superfície dentinária afectada24.

1. Isolar e secar a zona

2 Proteger a gengiva e a mucosa com vaselina

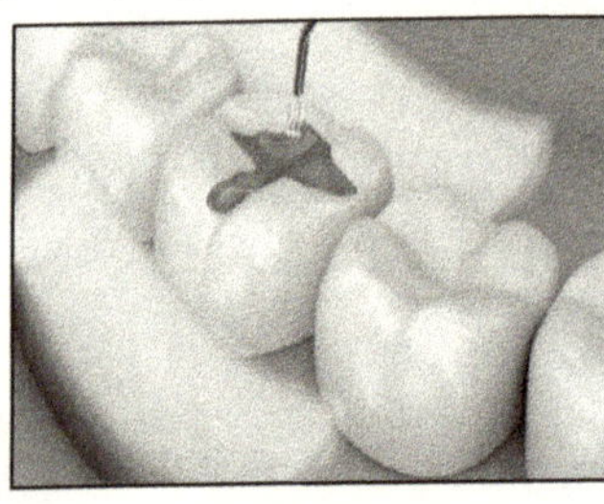

Figura 8

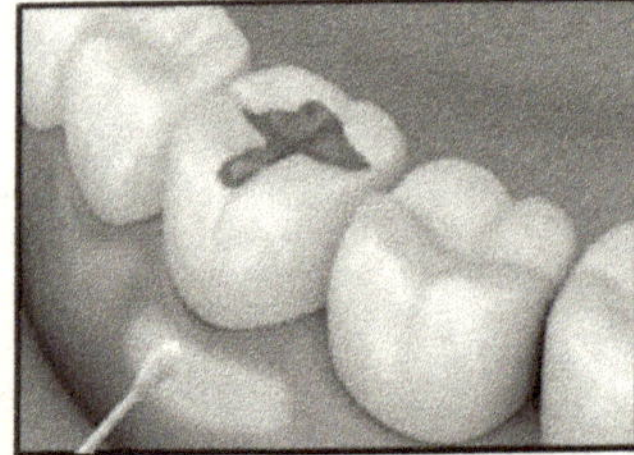

Figura 9

3. Aplicar o SDF com o Micro Brush

4. Para a cárie proximal, utilizar um fio dental superior para aplicação

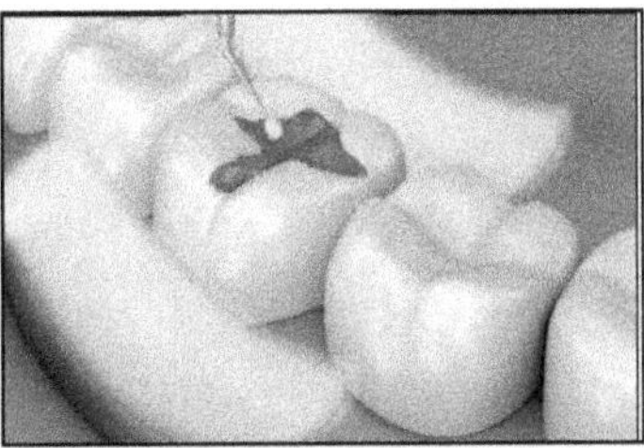

Figura 10

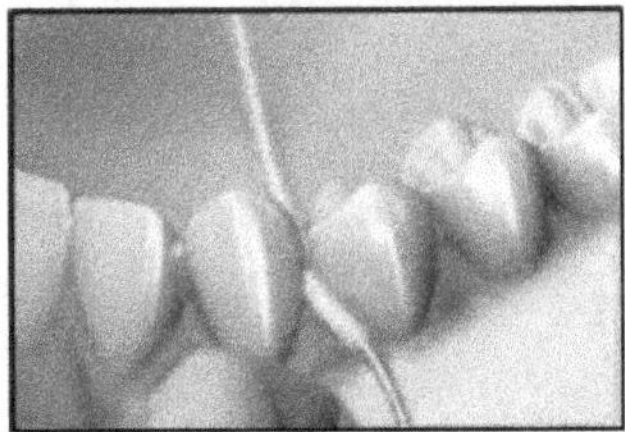

Figura 11

5. Deixar de molho durante 1-3 minutos

❖ PROTOCOLO DE APLICAÇÃO CLÍNICA

• Antes da aplicação do SDF para prevenção de novas lesões de cárie, os cuidadores ou pacientes devem ser devidamente informados sobre os riscos, benefícios e alternativas do SDF[24].

• Os riscos assinalados devem incluir fotografias de manchas induzidas pelo FDS, adequadas às situações de prevenção[24].

• Os benefícios devem incluir uma descrição da dimensão e do número de novas lesões de cárie previstas sem o SDF e a diferença em termos de tempo, custo e experiência dos tratamentos alternativos[24].

• Antes da aplicação do FDS para prevenção, a profilaxia não é necessária nem aconselhável[24].

• Pode considerar-se a aplicação cuidadosa de vaselina (por exemplo, vaselina)

35

para proteger a gengiva, mas a vaselina na superfície do dente diminuirá a eficácia24.

• As superfícies seleccionadas para prevenção devem ser isoladas com algodão, secas com algodão ou ar comprimido24.

• Uma a duas gotas de SDF devem ser espalhadas em todas as superfícies de maior risco da boca com uma micro-escova24.

• A humidificação da superfície é suficiente, não sendo necessário um tempo de isolamento adicional para a impregnação24.

• O excesso deve ser removido com algodão. Alguns clínicos optam por cobrir as áreas tratadas com um verniz, como um verniz fluoretado, para evitar a diluição pela saliva24.

❖ **SELECÇÃO DOS DENTES PARA APLICAÇÃO**

O SDF deve ser colocado prioritariamente nas superfícies de maior risco. Normalmente, as fossas, fissuras e superfícies proximais são as de maior risco. No entanto, todas as superfícies apresentam um risco semelhante nos dentes anteriores superiores dos bebés, as superfícies radiculares expostas apresentam o risco mais elevado nos adultos mais velhos e os adolescentes podem desenvolver subitamente lesões proximais em todos os dentes posteriores. Assim, o padrão de lesões para a demografia do paciente deve ser considerado. Além disso, o risco de cárie e as preocupações estéticas do paciente devem ser equilibrados na decisão de quais superfícies tratar21.

Ausência de sinais clínicos relacionados com polpa inflamada ou história de dor espontânea.

• Lesões cariosas que não estejam a infringir a polpa. Quando possível, prescrever radiografias para avaliar a proximidade da polpa às lesões de cárie21.

• Lesões   cariosas em qualquer superfície que sejam acessíveis com uma escova durante a aplicação do SDF[21].

• Antes da colocação da restauração e como meio cariostático[21].

❖ INSTRUÇÕES PÓS-OPERATÓRIAS

Não estão disponíveis instruções pós-operatórias dos fabricantes. No entanto, vários estudos sobre o SDF recomendam uma restrição de 30 minutos a 1 hora no consumo de alimentos e bebidas após a aplicação do SDF. Aconselha-se o acompanhamento 2-4 semanas após o tratamento inicial com SDF para verificar a paragem das lesões tratadas. É necessária uma reaplicação e uma aplicação adicional de SDF em consultas de revisão. Isto é feito de acordo com a dureza e a cor da lesão cavitada ou com a evidência de progressão da lesão. As lesões de cárie podem ser restauradas após o tratamento com SDF com ionómero de vidro modificado por resina ou compósitos e são designadas por **SMART**. Quando as lesões não são restauradas após a aplicação do SDF, aconselha-se a reaplicação bianual para aumentar a taxa de detenção de cáries[25].

❖ ACOMPANHAMENTO

As estimativas da eficácia do SDF na contenção das lesões de cárie dentária variam entre 47 e 90% com uma única aplicação, dependendo do tamanho da cavidade e da localização do dente. Os dentes anteriores têm taxas mais elevadas de detenção do que os dentes posteriores. Por isso, é aconselhável o acompanhamento para avaliação da detenção de cáries[22].

• Acompanhamento 2-4 semanas após o tratamento inicial para verificar a paragem das lesões tratadas[22].

• A reaplicação do SDF pode ser indicada se as lesões tratadas não parecerem presas (escuras e duras)[22].

Pode ser aplicado SDF adicional em consultas de revisão, conforme necessário, com base na cor e dureza da lesão ou na evidência de progressão da lesão[22].

• As lesões de cárie podem ser restauradas após o tratamento com SDF[22].

• Quando as lesões não são restauradas após a terapia com SDF, a reaplicação bianual mostra um aumento da taxa de detenção de cáries em comparação com uma única aplicação[22].

REACÇÃO DA POLPA DECÍDUA AO SDF

A possibilidade de um aumento na incidência de lesões pulpares associadas à aplicação do SDF não é suportada por dados de ensaios clínicos randomizados[25]. Esse achado é verificado por estudos histológicos, que mostraram que a dentina decídua cariada tratada com SDF 38% apresentava hipermineralização da dentina intertubular, com maior teor de cálcio e fósforo e alguns túbulos bloqueados[25]. Abaixo dessa região hipermineralizada, os túbulos apresentavam características de normalidade[25]. Na área pulpar associada à lesão cariosa, observou-se a presença de infiltrado inflamatório crônico, que não impediu a formação de dentina terciária[25]. Essa aposição de minerais na dentina intra e intertubular, após um estímulo exógeno, é representativa de um dente com órgão pulpo-dentinário vital[25]. A camada odontoblástica pode estar achatada, mas sem outras alterações histológicas[25]. Os depósitos de prata são mais frequentemente observados ao longo dos túbulos dentinários do que no corpo da dentina[26]. A penetração da prata é facilitada pela desmineralização do esmalte e da dentina, podendo atingir o tecido pulpar dentário em cavidades profundas[26]. A literatura é muito limitada sobre este tópico[26]. Ela se baseia em estudos ex vivo com amostras muito pequenas, nas quais foram coletados e estudados dentes decíduos que receberam aplicação de SDF 38% 6-12 meses antes da esfoliação[26]. Portanto, os resultados, apesar de encorajadores, devem ser considerados preliminares e novos estudos são necessários para esclarecer melhor este tópico[26].

PRISÃO DE CARIES

A detenção de cáries aumentou drasticamente após a reaplicação de 1 ano pós-tratamento para 1,5 anos, e cada vez mais para 2-3 anos. A aplicação única sem repetições perdeu o efeito ao longo do tempo nos mais velhos[27]. A aplicação duas vezes por ano resultou em mais detenções do que uma vez por ano. O diamino fluoreto de prata a 12% foi marcadamente menos eficaz[27]. O escurecimento de toda a lesão indicou sucesso no acompanhamento e é sugerido para facilitar o diagnóstico do estado de detenção de cáries por não dentistas[27]. Um estudo longitudinal relatou que a ativação da cor do diamino fluoreto de prata com 10% de fluoreto estanoso resultou em menos cáries no primeiro molar[28]. O extrato de chá foi utilizado num grupo para ativar a mudança de cor para um melhor diagnóstico de acompanhamento; não foram observadas diferenças na retenção[28]. De facto, quando o fluoreto estanoso foi utilizado para ativar a mudança de cor, uma quebra na cor preta dentro de uma lesão aos 6 meses foi altamente sensível e específica para cáries activas[28]. O diamino fluoreto de prata superou o verniz fluoretado na contenção de cáries e foi equivalente ou melhor do que o cimento de ionómero de vidro[28]. A adição de educação intensiva semestral em saúde oral com a aplicação de diamino fluoreto de prata em idosos aumentou a contenção de cáries radiculares[28].

PREVENÇÃO DE CÁRIES

Quando o diamino fluoreto de prata foi aplicado apenas em lesões cariosas, foi observada uma prevenção notável noutras superfícies dentárias29. O GIC libertador de flúor pode ter este efeito, mas é limitado a superfícies adjacentes à superfície tratada e de curta duração29. A aplicação direta em superfícies saudáveis em crianças também ajuda a prevenir a cárie29. Dois estudos mostram uma grande diferença no nível de prevenção em idosos; a diferença é difícil de conciliar27. Tal como se verificou no caso da detenção, a prevenção é menor após 1 ano sem aplicação repetida27. A aplicação anual de diamino fluoreto de prata preveniu muito mais lesões cariosas do que o verniz fluoretado 4 vezes por ano, tanto em crianças como em idosos27. Num estudo, a prevenção foi aproximadamente equivalente ao verniz duas vezes por ano25. A adição de educação intensiva semestral em saúde oral num estudo com idosos aumentou a prevenção25. Embora muitos tenham caído, os selantes GIC ou de resina ultrapassaram o diamino fluoreto de prata na prevenção de cáries nos primeiros molares das crianças, embora o custo fosse cerca de 20 vezes superior27.

COMPARAÇÃO ENTRE O PRIMEIRO MOLAR PRIMÁRIO E O PERMANENTE

❖ SDF NA PREVENÇÃO DE CÁRIES NA DENTIÇÃO DECÍDUA

Nas crianças em idade pré-escolar, muitos dentes decíduos são atacados por cáries, e um grande número de crianças tem "cáries precoces da infância", que têm um curso agudo[30]. No entanto, o tratamento desses dentes decíduos cariados envolve muitas dificuldades, pelo que a maioria dos pacientes não é tratada actualmente[30]. Os dentes decíduos não só desempenham um papel importante na erupção e crescimento normais dos dentes permanentes, como também são essenciais para o crescimento do osso maxilar, ou seja, para o crescimento e desenvolvimento da face[24]. Deste ponto de vista, pode ser razoável sacrificar o fator estético até um certo ponto, se o progresso da cárie dentária puder ser travado pela aplicação da solução[24]. Todos os estudos chegam a uma conclusão semelhante, apoiando a eficácia do SDF na contenção da cárie em dentes decíduos, em comparação com várias outras modalidades de tratamento[24]. A proporção de detenção de cárie em dentes decíduos tratados com diferentes protocolos de aplicação (1 aplicação, anual e bianual), e seguidos de 6 a 30 meses, foi de 81% (intervalo de confiança de 95%, 68% - 89% p <.001%)[24]. Chibinski e colegas (2017) relataram que a detenção de cárie aos 12 meses promovida pelo SDF foi 66% maior (41%-91%) do que por outro material ativo, mas foi 154% maior (67%-85%) do que por nenhum tratamento[20].

Chibinski e associados também relataram um rácio de risco de 1,66 (intervalo de confiança de 95%, 1,41-1,96) quando compararam o SDF com tratamentos activos, e um rácio de risco de 2,54 (intervalo de confiança de 95%, 1,67-3,85) quando compararam o SDF com nenhum tratamento[20].

É evidente que a gama de detenção de cáries é muito ampla, indicando que uma proporção (que varia consoante o estudo) das lesões que recebem tratamento não será detida[5]. Vários ensaios sublinharam que, nos seus resultados, os dentes anteriores têm taxas de paragem muito mais elevadas do que os dentes posteriores[50]. Como exemplo, um dos ensaios não incluídos nas revisões, porque acabou de publicar os seus resultados de 30 meses, relata a detenção de cáries por tipo de dente primário usando SDF 38% semestralmente[5].

Além disso, este estudo, assim como outros, constatou que as lesões com placa visível e as lesões grandes tinham uma menor probabilidade de serem retidas[10]. A diferença nas taxas de detenção em crianças que receberam aplicações duas vezes por ano versus uma vez por ano foi pequena entre 24 e 30 meses em todos os dentes, mas entre as crianças que receberam aplicações anuais, aquelas com placa visível tinham uma menor probabilidade de ter as suas lesões detidas[10]. Fung e colegas concluem que, para crianças com má higiene oral, a taxa de detenção de cáries pode ser aumentada aumentando a frequência de aplicação de anual para semestral[12].

Nishino et al. (1969) e Moritani et al. (1970) encontraram menor incremento de cáries em crianças que receberam FDS em comparação com aquelas sem terapia com FDS. Poucos casos se queixaram de dor por ar frio ou quente, ou fricção e que as cáries pararam de progredir. Chu, Lo e Lin (2002) verificaram que o FDS foi eficaz na contenção da cárie dentária em dentes anteriores primários de crianças em idade pré-escolar num programa comunitário de controlo de cáries[15].

Todos os estudos chegaram a uma conclusão semelhante, apoiando a eficácia do SDF na contenção da cárie em dentes decíduos, em comparação com nenhum tratamento e várias outras modalidades de tratamento. Com base na metanálise de Gao 2016, a proporção de detenção de cáries em dentes decíduos tratados com diferentes protocolos de aplicação (1 aplicação, anual e bianual), e seguidos de 6 a 30 meses, foi de 81% (intervalo de confiança de 95%, 68% - 89% % p <.001%)[15].

❖ SDF NA PREVENÇÃO DE CÁRIES NA DENTIÇÃO PERMANENTE

A revisão de Rosenblatt é a única que aborda a detenção de cáries em dentes permanentes, e é baseada em apenas 1 estudo (Llodra e colegas [2006][10]. Eles calculam uma fração preventiva de 100% e um número necessário para tratar de 1, baseando os seus cálculos no número médio de lesões detidas que foi de 0,1 no grupo SDF e 0,2 no grupo de controlo[10]. Llodra e colaboradores (2006) relatam que cerca de 77% das cáries tratadas que estavam activas na linha de base tornaram-se inactivas durante o estudo, tanto nos primeiros molares decíduos como nos primeiros molares permanentes[10]. Outro pequeno ensaio (em 22 crianças) estudou a detenção de cáries em molares permanentes e concluiu que o SDF foi mais eficaz do que a escovagem ou o ionómero de vidro aos 3 e 6 meses, mas todos foram igualmente eficazes no controlo de lesões não cavitadas aos 30 meses.

❖ PREVENÇÃO DE CÁRIES EM CRIANÇAS

A revisão realizada por Rosenblatt e colaboradores avaliou o potencial de prevenção do SDF utilizando dados de 2 ensaios[10]. O ensaio de Llodra e colaboradores (2006) incluiu molares primários e permanentes e descobriu que o desenvolvimento de novas lesões de cárie (como um marcador de prevenção de cárie) em dentes permanentes foi significativamente menor no grupo SDF (0,4 novas lesões) do que no grupo de controlo da água (1,1 novas lesões) ao longo de 36 meses[10]. Nos dentes decíduos, os grupos SDF tiveram uma média de 0,3 novas lesões contra 1,4 no grupo de controlo da água[10]. Um estudo realizado por Chu e colaboradores (2002), utilizando apenas os dentes anteriores superiores em crianças em idade pré-escolar, constatou que o número médio de novas lesões durante um período de 30 meses no grupo SDF foi de 0,47 versus 0,7 novas lesões por ano com 4 aplicações anuais de FV, contra 1,58 novas lesões no grupo de controlo da água32. A revisão conclui que a fração preventiva do FDS foi de 70,3% (>60% em dentes permanentes e >70% em dentes decíduos)[32]. Apenas 2 outros ensaios clínicos estudaram o efeito preventivo de cárie do SDF em dentes permanentes. Liu e colaboradores (2012) descobriram que as proporções de locais de fossa/fissura com aumento de cárie dentinária tratados com selante, VF, e SDF não foram significativamente diferentes aos 24 meses, e todos eles foram mais eficazes do que o controlo de água32. Monse e colaboradores (2012) descobriram que os selantes de restaurações de tratamento atraumático foram mais eficazes do que uma única aplicação de SDF após 18 meses21. Estes 4 estudos de dentes permanentes não foram combinados numa meta-análise porque relataram resultados usando medidas diferentes (número de dentes com novas lesões de cárie ou lesões activas, em todas as superfícies vs apenas fossa e fissura, e forneceram os dados em diferentes unidades de medida [médias e desvio padrão vs número de eventos])[21]. Não se pode chegar a conclusões sólidas com um número tão pequeno de estudos sobre dentes permanentes em crianças21.

Na sua recente revisão sistemática e meta-análise, Oliveira e colegas avaliaram a prevenção da cárie em dentes primários e concluíram que, quando comparado com placebo aos 24 meses ou mais, o SDF diminuiu o desenvolvimento de lesões de cárie dentária em dentes primários tratados e não tratados com uma fração preventiva de 77,5%11.

As comparações entre o SDF e o FV concluíram que o SDF teve um desempenho significativamente melhor do que o FV aos 18 e 30 meses, e a comparação entre o SDF e os cimentos de ionómero de vidro (GIC) mostrou que o GIC foi melhor do que o SDF aos 12 meses (não estatisticamente significativo). Ambas as comparações são fracas porque se baseiam em apenas 1 ensaio cada[14].

Como o estudo de Llodra e colaboradores incluiu apenas dentes posteriores decíduos e primeiros molares recém-erupcionados, as lesões não cavitadas em fossas e fissuras podem ter sido difíceis de codificar e, portanto, podem ter passado despercebidas[10]. Em contraste, o ensaio de Chu e colegas (2002) estudou apenas os dentes anteriores superiores, onde a deteção de novas lesões teria sido mais fácil[32]. Outro problema em fazer afirmações sobre o efeito preventivo do SDF em toda a dentição é que os ensaios incluídos relataram novas cáries apenas nos dentes estudados e não em toda a dentição[32]. Llodra e colaboradores não incluíram quaisquer dados sobre os dentes anteriores e o estudo de Chu e colaboradores não incluiu quaisquer dados sobre os dentes posteriores, apesar de relatarem que as crianças tinham lesões e tratamento em dentes não incluídos no seu estudo[10]. As comparações directas com o efeito preventivo de outras modalidades de aplicação de flúor são problemáticas porque esses ensaios (por exemplo, com pasta dentífrica de FV) referem sempre novas cáries em toda a dentição[10].

❖ PREVENÇÃO E PREVENÇÃO DA CÁRIE NOS IDOSOS

Na única revisão sistemática do SDF em adultos, Hendre e colegas (2017) não encontraram estudos sobre cáries coronárias, mas incluíram 3 estudos sobre a prevenção e detenção de cáries radiculares. Eles encontraram uma fração preventiva para o SDF de 24% em um estudo de 24 meses e 71% em um estudo de 36 meses. A fração preventiva para a progressão da cárie foi 725% maior num estudo de 24 meses e 100% maior do que o placebo num estudo de 30 meses. A partir destes resultados, os investigadores recomendam a utilização do

SDF para os idosos que apresentam um risco acrescido de cárie radicular, utilizado isoladamente ou em conjunto com a educação em matéria de higiene oral e outros tratamentos. Continuam a recomendar a utilização do SDF para gerir a sensibilidade dentinária, com base num ensaio de 7 dias realizado em adultos que não foi incluído na sua revisão[7].

Nomes de marcas

• **Brasil:** 10% SDF Cariostatic, Inodon, Porto Alegre, ou solução de fluoreto de diamina de prata a 30% fabricada por Cariestop, Biodinamica, Brasil[31].

• **Argentina** 38% Solução SDF Fluoroplat, Laboratórios NaF, Buenos Aires Argentina [31]

• **38% Advantage Arrest**, Elevate Oral Care LLC, West Palm Beach Florida, apresentado na figura 11[31].

• **Japão** Solução SDF Saforide, Toyo Seiyaku Kasei Co. Ltd Osaka Japão, ilustrado na figura 12[31].

E-sdf - Solução 38% SDF, Kids-e-dental Lip, Mumbai, Índia, representada na figura 13[31].

Table 1: Commercially available brands that supply SDF[24-26]

SDF (%)	Product brand	Manufacturer	Country	Ingredients	Package
10	Cariostatic	Inodon Laboratorio	Brazil	SDF	5-mL dropper bottle
12 and 30	Cariestop	Biodinamica	Brazil	Fluoridic acid, silver nitrate, ammonia	5-mL or 10-mL dropper bottle
30	Bioride	Dentsply	Brazil	SDF	5-mL dropper bottle
38	Fluoroplat	NAF laboratorio	Argentina	SDF	5-mL dropper bottle
38	Saforide	Toyo Seiyaku Kasei	Japan	SDF	5-mL dropper bottle
38	Advantage Arrest	Elevate Oral Care	United States	SDF	8-mL dropper bottle
38	e-SDF	Kids-e-dental, Mumbai	India	SDF	5-mL dropper bottle
38	FAgamin	Tedequim SRL	Argentina	SDF	5-mL dropper bottle
30-35	Riva Star	SDI Dental Ltd	Australia	Unit 1: silver, fluoride, ammonia; unit 2: potassium, iodine, methacrylates	Unit 1: 0.05 mL; unit 2: 0.10 mL

Quadro 2: Marcas disponíveis em todo o mundo[30]

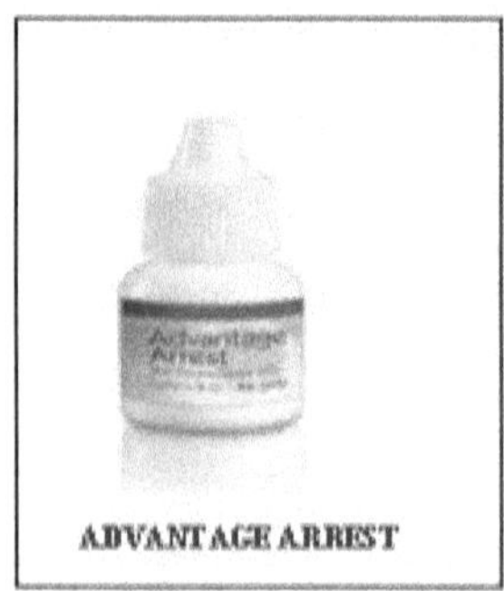

Figura 12

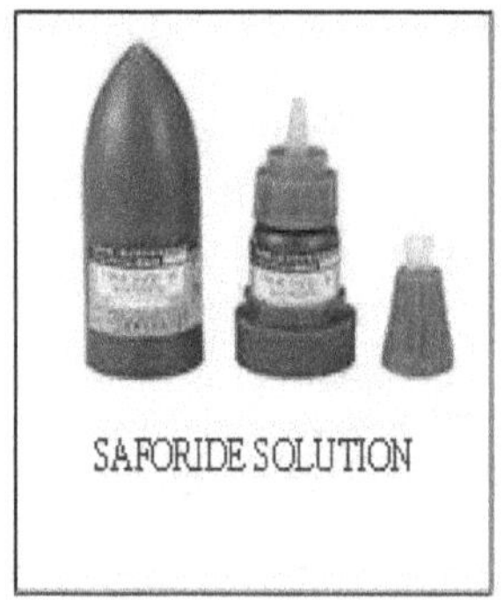

Figura 13

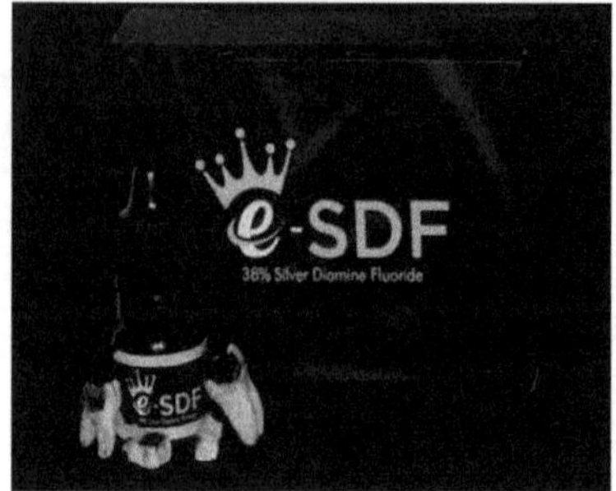

Figura 14

CONSIDERAÇÃO DOS CUSTOS

O diamino fluoreto de prata é um meio eficaz e económico de parar lesões de cárie cavitadas em dentes primários26. É pouco dispendioso devido ao baixo custo dos materiais e fornecimentos e ao tempo de cadeira relativamente curto necessário para a aplicação26. No entanto, uma análise empírica dos custos do SDF teria de ter em conta várias considerações e parâmetros adicionais26. Em primeiro lugar, dada a vasta gama de abordagens de gestão cirúrgica e não cirúrgica para lesões de cárie cavitadas na dentição decídua, o acordo sobre os parâmetros de consenso e, por conseguinte, o custo total é um desafio e controverso8. Em segundo lugar, o custo deve incluir o tempo despendido pelo paciente/família e pelo profissional, os serviços de saúde utilizados e o custo dos impactos não relacionados com a saúde, caso existam8. Em terceiro lugar, é provável que as análises económicas da SDF sejam melhor abordadas através de um quadro de custo-utilidade, em que as despesas são justapostas a anos ajustados à qualidade ou anos livres de doença8. Para ilustrar a importância de definir um parâmetro de tratamento consensual, neste cenário, os anos livres de doença podem ser interpretados como anos sem cáries, sem necessidade de intervenção cirúrgica ou sem dor8. Por último, os benefícios económicos da aplicação do SDF devem ser considerados no contexto das vias de cuidados clínicos (ou seja, gestão da doença) e ter em conta, entre outros factores, os riscos e custos associados a técnicas avançadas de gestão do comportamento (por exemplo, o trabalho cirúrgico-restaurador indicado pode exigir sedação ou anestesia geral em alguns casos), as preferências das famílias e os custos de oportunidade (por exemplo, investimento de tempo para além dos custos directos)20.

PONTOS DE PREOCUPAÇÃO RELACIONADOS COM O SDF

Uma das principais preocupações é a dose de flúor do SDF[25] para a criança. Uma gota (0,05 mL) de SDF, adequada para tratar seis dentes, contém 2,24 mg F/dose e a aplicação de uma gota de SDF resultaria numa quantidade de flúor inferior à presente num verniz fluoretado tópico de 0,25 mL[25]. Todos os estudos sobre o FDS referem que não foram notificados efeitos adversos sistémicos ou mortes, embora não sejam conhecidos os efeitos a longo prazo da exposição repetida a compostos de prata[20]. No entanto, para que ocorra um efeito cumulativo de absorção de prata e risco de envenenamento por prata, é necessária uma exposição total de prata ao longo da vida de 1g, correspondente a cerca de 400 aplicações de SDF, de acordo com a Agência de Proteção Ambiental dos EUA[30].

Outra preocupação é a descoloração preta nas lesões detentivas reveladas após a aplicação do SDF[21]. Os pais e as crianças devem ser informados de que a aplicação de SDF provoca uma coloração preta ou castanha escura, à medida que a dentina mole infetada se torna mais dura e se desenvolve uma superfície preta esclerótica no dente[26]. Os efeitos adversos associados a qualquer concentração de aplicação de SDF, para além da coloração dentária, são o sabor metálico, a irritação pulpar e dos tecidos moles orais, o desenvolvimento de pequenas lesões brancas reversíveis na mucosa oral e a gengivite[24].

Gotjamanos fez uma avaliação histológica das polpas dentárias de dentes decíduos cariados após um tratamento de 3-56 meses pela técnica "atraumática" usando 40% AgF para cáries residuais e restauração com GIC[30]. Um total de 50 dos 55 dentes exibiu uma resposta pulpar satisfatória, com a existência de ampla dentina reparadora, bem como uma extensa camada de odontoblastos[30]. Concluiu que a aceitabilidade biológica do AgF para o tratamento da dentina cariada não podia ser respondida com base apenas no estado histológico e levantou questões relativamente à sua segurança clínica30.

Nos estudos seleccionados que utilizaram 30 e 38% de SDF, foram relatados eventos adversos, tais como manchas negras e lesões orais25. Os autores postularam que as baixas concentrações podem reduzir os efeitos nocivos; no entanto, estas eficácias de baixos níveis de SDF são inferiores às do SDF a 38% na contenção e ou prevenção de cáries em crianças25.

❖ **Outras considerações sobre o SDF**

Para além das preocupações acima mencionadas, deve recordar-se que o SDF não trata ou erradica a cárie dentária, mas interrompe ou detém o processo carioso das superfícies tratadas. Pode ajudar na remineralização da lesão se o ambiente oral for propício. O diamino fluoreto de prata não restaura a estrutura e a função dentária ao normal. Para além disso, quando existe uma degradação considerável de um dente, a oclusão e os resultados clínicos a longo prazo podem deteriorar-se se não se proceder à restauração da forma e função do dente tratado29.

CONCLUSÃO

O SDF é um tratamento não invasivo, indolor e eficaz no manejo de lesões cariosas em crianças[9]. Considerando a simplicidade e segurança da sua utilização, é uma estratégia que pode ser aplicada a nível individual ou coletivo e pode ser associada a outras estratégias não invasivas, micro-invasivas ou minimamente invasivas[27]. É um excelente agente antimicrobiano na prevenção da formação de biofilme e cárie dentária[27]. Outras indicações incluem indivíduos que não podem suportar as modalidades convencionais de tratamento restaurador, indivíduos que não têm acesso a instalações de cuidados dentários e indivíduos com necessidades especiais de cuidados de saúde[27]. As evidências sugerem que a aplicação de SDF duas vezes por ano é útil para travar ou prevenir a cárie dentária, em comparação com o placebo ou outras modalidades alternativas[27]. Aconselha-se a utilização sustentada do SDF até que o dente seja restaurado ou esfoliado[27].

Evidências consideráveis apoiam o uso anual de SDF para prevenir novas lesões de cárie em dentes decíduos e molares permanentes[26]. Vários ensaios clínicos mostram níveis mais elevados de prevenção com aplicações menos frequentes de SDF do que outras terapias tópicas, como o verniz fluoretado[28]. Considerando todas as evidências, os autores recomendam a aplicação anual de SDF direcionado para superfícies de alto risco em pacientes com alto risco de cárie de qualquer idade[28]. O SDF parece ter um efeito preventivo modestamente menor, mas uma relação custo-eficácia substancialmente maior do que os selantes de resina ou de cimento de ionómero de vidro na prevenção de novas lesões em molares permanentes[28]. O SDF é também mais fácil de tolerar pelos pacientes e pode ser aplicado mais rapidamente do que outros materiais preventivos[29]. Ao contrário dos selantes, o SDF pode ser colocado em qualquer superfície dentária, e o flúor libertado pode proteger as superfícies proximais não diretamente tratadas[33]. Recomenda-se mais investigação para determinar o estado das lesões detidas se o tratamento for retirado após 2-3 anos, bem como a segurança a longo prazo do SDF em caso de utilização repetida. Também se recomendam estudos para avaliar a eficácia do SDF relativamente à prevenção de cáries dentárias nos molares permanentes[33]. O SDF está licenciado no Reino Unido para o tratamento da hipersensibilidade da dentina e também parece ser útil para o tratamento dos molares MIH que são sensíveis[30]. Existe um conjunto de provas que apoiam a sua utilização como agente cariostático, quer em lesões cariosas abertas, quer sob restaurações em dentes decíduos e permanentes[30]. Os clínicos devem certificar-se de que explicam aos pacientes e aos pais/responsáveis que tem o efeito secundário de descolorar as lesões cariosas e prescrevem de acordo com as indicações clínicas descritas neste documento[30].

A utilização de SDF cumpre os Objectivos de Desenvolvimento do Milénio para a Saúde da Organização Mundial de Saúde (OMS) e pode contribuir para a redução das desigualdades na saúde oral em todo o mundo, bem como proporcionar uma abordagem de tratamento amigável na clínica diária de Odontopediatria[3].

REFERÊNCIAS

1. Shafer, Hine, Levy, Shafer's Textbook of Oral Pathology, 7.ª edição, Elsevier India Pvt Ltd, Nova Deli, 2012

2. Monse et al: Caries preventive efficacy of silver diammine fluoride (SDF) and ART sealants in a school-based daily fluoride toothbrushing program in the Philippines. BMC Oral Health 2012 12:52.

3. Chibinski AC. A utilização de Diamino Fluoreto de Prata em Odontopediatria. InDental Caries 2020 Aug 31. IntechOpen. Chibinski AC. O uso de Diamino Fluoreto de Prata em Odontopediatria. InDental Caries 2020 Aug 31. IntechOpen.

4. Zhao I.S, Gao S.S. Mecanismos do diamino fluoreto de prata na detenção de cáries: uma revisão da literatura. Jornal Internacional de Medicina Dentária 2018; 68: 67-76

5. Nuvvula S, Mallineni SK. Fluoreto de Diamina de Prata em Odontopediatria. J South Asian Assoc Pediatr Dent 2019;2(2):73-80.

6. Chu CH, Lo EC. Promoting caries arrest in children with silver diamine fluoride: a review. Saúde oral e odontologia preventiva. 2008 Sep 1;6(4).

7. Shah S, Bhaskar V, Venkatraghavan K, Choudhary P, Trivedi K. Fluoreto de diamina de prata: uma revisão e aplicações actuais. Jornal de Investigação Oral Avançada. 2014 Jan;5(1):25-35.

8. Horst JA, Heima M. Prevention of dental caries by silver diamine fluoride. Compend Contin Educ Dent. 2019 Mar 1;40(3):158-63.

9. Crystal YO, Niederman R. Atualização da medicina dentária baseada em evidências sobre o diamino fluoreto de prata. Dental Clinics. 2019 Jan 1;63(1):45-68.

10. Rosenblatt A, Stamford TC, Niederman R. Silver diamine fluoride: a caries "silver-fluoride bullet". Journal of dental research. 2009 Feb;88(2):116-25.

11. Crystal YO, Marghalani AA, Ureles SD, Wright JT, Sulyanto R, Divaris K,

Fontana M, Graham L. Utilização de diamino fluoreto de prata para a gestão da cárie dentária em crianças e adolescentes, incluindo aqueles com necessidades especiais de cuidados de saúde. Odontopediatria. 2017 Sep 15;39(5):135E- 45E.

12. Mohanty S, Satyarup D, Nagarajappa R, Mahapatra I, Dalai RP, Sahu S. Silver Diamine Fluoride: Game Changer in Dental Public Health.

13. Mei ML, Lo EC, Chu CH. Utilização clínica do diamino fluoreto de prata no tratamento dentário. Compend Contin Educ Dent. 2016 Feb 1;37(2):93-8.

14. Yamaga R, Nishino M, Yoshida S et al. Diamina fluoreto de prata e sua aplicação clínica. J Osaka Univ Dent Sch .1972; 12:1-20.

15. Yee R, Holmgren C, Mulder J, Lama D, Walker D, van Palenstein Helderman W, et al. Eficácia do diamino fluoreto de prata para travar tratamento da cárie. J Dent Res 2009; 88:644-700.

16. Lansdown AB. Prata I: As suas propriedades antibacterianas e mecanismo de ação. J Wound Care .2002; 11:125-130.

17. Russell AD, Hugo WB. Atividade e ação antimicrobiológica da prata. Prog Med Chem. 1994; 31:351-370.

18. Yamaga R, Yokomizo I. Prevenção de cáries em dentes decíduos com diamino fluoreto de prata. Dental Outlook .1969; 33: 1007-1013.

19. Craig GG, Powell KR, Cooper MH. Progressão da cárie em molares primários: resultados de 24 meses de um programa de tratamento mínimo. Community Dent Oral Epidemiol. 1981; 9: 260-265.

20. Llodra JC, Rodriguez A, Ferrer B et al. Eficácia do diamino fluoreto de prata na redução de cáries em dentes decíduos e primeiros molares permanentes de crianças em idade escolar: Ensaio clínico de 36 meses. J Dent Res. 2005;84:721-724.

21. Shah S, Bhaskar V, Venkataraghavan K, Choudhary P, Ganesh M, Trivedi K. Eficácia do diamino fluoreto de prata como agente antibacteriano e antiplaca em comparação com o verniz de fluoreto e o gel de fluoreto de fosfato acidulado: Um estudo in vivo. Indian Journal of Dent Res 2013; 24(5):575.

22. Hiraishi N, Yui CK, King NM, Tagami J, Tay FR. Eficácia antimicrobiana do diamino fluoreto de prata a 3,8% e o seu efeito na dentina radicular. J Endod. 2010; 36:1026-9

23. Yu.O.Y , Zhao I, Mei M, Chu CH. Efeitos de retenção de cáries do diamino fluoreto de prata e fluoreto de sódio em lesões de cárie dentária. Journal of Dentistry (2018).

24. AAPD GUIDELINES 2018.Policy on the Use of Silver Diamine Fluoride for Pediatric Dental Patients (Directrizes da AAPD para a utilização de diamino fluoreto de prata em pacientes pediátricos).

25. Chibinski AC, Wambier LM, Feltrin J, et al. O diamino fluoreto de prata tem eficácia no controlo da progressão da cárie em dentes decíduos: uma revisão sistemática e meta-análise. Caries Res 2017; 51(5):527-41

26. Rossi G, Squassi A . Efeito do diamino fluoreto de prata (SDF) no complexo dentina-polpa. Análise histológica ex vivo em dentes decíduos humanos e molares de ratos. Ata Odontol. Latinoam. 2017;(30) 1:5-12.

27. Gotjamanos T. Pulp Response in Primary Teeth with Deep Residual Caries Treated with Silver Fluoride and Glass Ionomer Cement (Resposta da polpa em dentes decíduos com cáries residuais profundas tratadas com fluoreto de prata e cimento de ionómero de vidro). Aust Dent J.1996;41(5):328-34.

28. Russell AD, Hugo WB. Atividade antimicrobiana e ação da prata. Prog Med Chem. 1994; 31:351-370.

29. Suzuki T, Nishida M, Sobue S, Moriwaki Y. Efeitos do fluoreto de prata diaminado no esmalte dentário. J Osaka Univ Dent Sch.1974; 14:61-72.

30. Yanagida I, Nishino M, Hano T et al. Efeitos do fluoreto de prata diaminado nos componentes orgânicos da dentina dos dentes decíduos. Jap. J. Pedo. 1971; 9:39-46.

31. Hihara T, Nishino M, Yasutomi Y et al. Efeitos do diamino fluoreto de prata na contenção e prevenção de cáries em dentes decíduos. Dentistry in Japan .1994;31: 93-95.

32. Moritani Y, Doi M, Yao K et al. Avaliação clínica do diamino fluoreto de

prata (Saforide) no controlo de cáries em dentes decíduos. RinshoMShika. 1970;266: 48-53.

33. . Jain M, Jain V, Agarwal N . UMA REVISÃO SOBRE AS APLICAÇÕES DO FLUORETO DE DIAMINA DE PRATA.INTERNATIONAL JOURAN OF ORAL HEALTH DENTISTRY.2018;4(2):58-62

34. AAPD GUIDELINES 2018.Policy on the Use of Silver Diamine Fluoride for Pediatric Dental Patients (Directrizes da AAPD para a utilização de diamino fluoreto de prata em pacientes pediátricos).